PLEURÉSIE AVEC GANGRÈNE

DES EXTRÉMITÉS

OBSERVATION

DE

PLEURÉSIE AVEC GANGRÈNE

DES EXTRÉMITÉS

PAR

LE Dr GUYENOT,

Ancien interne des hôpitaux de Lyon,
Ancien chef de clinique médicale à l'Ecole de médecine de la même ville,
Médecin de l'Hôtel-Dieu,
Membre de la Société des Sciences médicales.

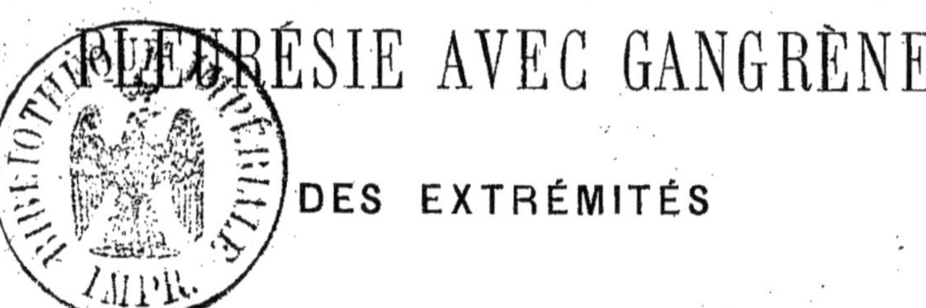

———————

LYON

IMPRIMERIE D'AIME VINGTRINIER
Rue de la Belle-Cordière, 14.
1863

OBSERVATION

DE

PLEURÉSIE AVEC GANGRÈNE

DES EXTRÉMITÉS

—

(Lu à la Société des Sciences médicales).

———

Mélanie B...., actuellement dévideuse, entre le 23 décembre 1862, salle Saint-Roch, service de M. le professeur Devay. C'est une femme de 45 ans, d'un tempérament nerveux-lymphatique, d'une constitution faible, détériorée par les privations. — Elle accuse dans ses antécédents : des palpitations fréquentes, quelques hémoptysies coïncidant avec les exacerbations d'un vieux catarrhe ; des digestions pénibles, une constipation opiniâtre. Ainsi maladive, elle fut mouillée par une pluie battante et resta longtemps exposée au froid. Le soir même, elle fut prise de frissons, de fièvre, de céphalalgie, de dyspnée extrême, et se décida à venir à l'Hôtel Dieu. Le lendemain à la visite, on constate les symptômes suivants :

Visage cyanosé comme dans les pneumonies, pouls petit, inégal et faible à 120. La région précordiale n'offre pas de déformation. On voit la pointe du cœur frapper un peu en dehors, dans le sixième espace inter-costal. La main sent une expansion énergique, à ce niveau, mais sans frémissement. L'oreille perçoit un souffle que le tumulte et la rapidité des bruits empêche de mieux déterminer.

La respiration gênée par une dyspnée extrème, et par un point douloureux au-dessous du sein droit, force la malade à rester assise sur son lit. Une vous-sure saillante occupe les deux tiers inférieurs et posté-rieurs du même côté. La palpation y fait encore cons-tater l'absence des vibrations de la voix, la percussion décèle une matité absolue, enfin l'auscultation laisse percevoir un retentissement égophonique de la voix, ainsi qu'un souffle assez intense.

L'inappétence est complète, la bouche mauvaise, la langue légèrement blanchâtre, très-rouge à la pointe. La constipation est toujours opiniâtre ; il y a souvent des coliques ; l'examen du ventre décèle une tumeur grosse comme une tête de fœtus dans la région illiaque droite.

Cette tumeur, dont l'existence, au dire de la malade, remonte à une grossesse déjà éloignée, est bien circons-crite, mate à la percussion, sans fluctuation, indépendante de l'utérus.

Les règles sont supprimées depuis sept mois, et leur disparition n'a pas influé sur la tumeur.

La peau, ordinairement aride et sèche, se couvre une fois ou deux par jour d'une sueur froide ; sa température abaissée n'est pas en rapport avec l'état du pouls. Cet abaissement de la calorification est surtout remarquable dans tout le membre inférieur gauche.

La jambe et la cuisse de ce côté, sont depuis quatre jours, frappées d'une paralysie incomplète du mouvement, avec hyperesthésie. Ces derniers symptômes ont succédé à des contractures fort douloureuses et des fourmillements inopinément survenus, qui durèrent toute une nuit.

M. le professeur Devay prescrit :

Vin de Bordeaux ; pot. ext. de quina, 4 gr. , liniment baume Fioraventi.

25 décembre, la jambe gauche devient d'un rouge diffus, avec arborisations capillaires violacées.

Les pulsations artérielles ont disparu au creux poplité, comme à la crurale.

27 décembre, la jambe droite commence à présenter les mêmes phénomènes.

28 décembre, douleurs extrêmes, grande agitation, la gangrène est confirmée à gauche. On prescrit l'opium à haute dose, en l'absence de M. Devay.

31 décembre, la mort a lieu dans la nuit.

Autopsie :

La cavité pleurale droite contient environ quatre litres de sérosité citrine ; quelques fausses membranes encore faiblement adhérentes se rencontrent sur les deux feuillets. La cavité pleurale gauche est saine.

Les poumons crépitent et n'offrent d'autre altération
qu'un foyer apoplectique, de la grosseur d'un œuf de pi-
geon, à la base du poumon droit, à côté d'un lobule
emphysémateux.

Dans la fosse iliaque droite, on trouve une tumeur de
la grosseur de deux poings, formée par la réunion de
quelques anses d'intestins grêles adhérentes au cœcum et
au colon ascendant. Ces anses et le cœcum sont remplis
par des matières fécales très-dures. Le foie refoulé par
l'épanchement pleurétique et déformé par l'usage du cor-
set, descend jusque dans la fosse iliaque, poussant de-
vant lui le rein qu'on trouve au-devant du promontoire.

Le cœur hypertrophié adhère, par toute sa surface ex-
terne, au feuillet pariétal du péricarde. Ce dernier est
cependant libre d'adhérence avec les plèvres médiasti-
nes. Le tissu musculaire cardiaque n'est pas dégénéré.
Les cavités, surtout les oreillettes, sont dilatées et remplies d'un sang noir caillebotté. Les valvules sont saines, à l'exception de la valvule mitrale dont le jeu semble un peu gêné par la brièveté des cordages, et par deux
concrétions crétacées, situées à la face inférieure de l'une
des valves. Le tronc aortique est sain dans toute son étendue ; mais l'iliaque primitive, la crurale, la poplitée et
leurs collatérales, sont dures et remplies de caillots san-
guins, d'un blanc rosé, friables, autour desquels se sont
formés d'autres caillots d'un rouge noirâtre, de consistance gelée de groseilles et qui paraissent manifestement
plus jeunes.

Ces caillots oblitèrent les artères du membre inférieur

gauche, jusqu'au niveau de la naissance de la tibiale postérieure. Dans toute cette étendue, les parois artérielles ont conservé leur épaisseur, leur consistance, leur élasticité normale. La tunique interne a tout son poli ; elle est teinte en rouge dans certains points par imbibition, sans adhérences aux caillots qui la distendent. Le tissu cellulaire péri-artériel semble un peu gonflé en un point limité, voisin de l'arcade crurale, comme si, à ce niveau, il eût été soumis à une légère inflammation secondaire. Partout ailleurs il n'offre rien d'anormal.

Les veines satellites sont gorgées d'un sang noir, légèrement caillebotté. Celles des autres régions sont saines à l'exception d'une ramification secondaire de la mésaraïque supérieure, oblitérée dans une étendue de cinq centimètres, par un caillot gris rougeâtre très-consistant. L'intestin, à ce niveau, offre une teinte lie de vin, qu'explique suffisamment cet obstacle à la circulation.

Les autres organes ont tous été examinés avec soin, et n'ont rien présenté qui mérite d'être signalé.

RÉFLEXIONS. — La mort a été le résultat de facteurs multiples, dont il reste à apprécier la valeur.

Les lésions, antérieures à la dernière maladie, ont révélé une très-légère insuffisance mitrale, avec adhérence complète du cœur au péricarde ; de plus, une tumeur abdominale, résultat d'une ancienne péritonite qui avait accolé plusieurs anses intestinales. L'examen des commémoratifs et celui des organes, portent à n'attribuer qu'une part secondaire à ces lésions , comme causes de la mort. L'insuffisance était si peu marquée, qu'elle n'avait, pour ainsi dire, pas laissé de trace d'engouement pulmonaire ; il fallait, d'ailleurs, porter assez loin la distension du ventricule par l'eau, pour rendre insuffisante la valvule. Le cœur, d'autre part, était bien moins gêné par cette adhérence complète du péricarde qu'il ne l'eût été par une atmosphère de liquide. Quant aux anses intestinales accolées, elles avaient bien pu rendre plus longue et plus pénible la digestion, produire de la constipation , des coliques ; en un mot, gêner la fonction , mais jamais l'entraver complètement.

En résumé, ces lésions, parce qu'elles avaient atteint de grandes fonctions et diminué d'autant la résistance de la malade, parce qu'elles étaient compatibles avec la vie, doivent être rangées parmi les causes prédisposantes.

Les faits qui constituent la dernière maladie, se groupent sous deux chefs : l'épanchement pleurétique, d'une part, avec ses conséquences, l'oblitération vasculaire, de l'autre, avec ses résultats.

L'oblitération vasculaire pouvait être due : 1º à une artérite ; 2º à une phlébite ; 3º à une embolie artérielle ; 4º à la formation de caillot autochtone. Chacune de ces hypothèses explique la gangrène des extrémités, chacune mérite discussion.

Du côté où le sphacèle était le plus avancé, la crurale et toutes ses divisions, présentaient l'aspect d'un cylindre plein, quelque peu congestionné extérieurement, dans la portion supérieure de la cuisse, plus adhérent qu'à l'ordinaire au tissu péri-artériel. A cette première inspection, l'artérite semblait évidente. Cependant, en incisant la crurale, suivant son grand axe, on voyait, manifestement, que le caillot n'adhérait pas aux parois du vaisseau. On pouvait facilement constater aussi, que la tunique interne avait conservé tout son poli, qu'il n'y avait pas d'épaississement des parois, qu'enfin, l'artère avait conservé sa résistance et son élasticité normale. En outre, l'examen microscopique, pour lequel notre confrère et ami le docteur Perroud a bien voulu nous prêter son concours expérimenté, n'avait fait découvrir aucun signe d'inflammation, excepté cette congestion légère du tissu péri-artériel, dans un point très-limité. La tunique interne présentait partout une couche épithéliale intacte. Nous n'avions donc pas là une de ces gangrènes dites spontanées si bien décrites par le docteur François.

L'hypothèse de la phlébite ne pouvait pas nous arrêter longtemps, en l'absence des signes essentiels. Avions-nous donc affaire à une embolie ?

Dans le cas présent, la marche du caillot ne pouvait être que l'une des deux suivantes :

Du foyer apoplectique situé à la base du poumon, pouvait s'être détaché un caillot migrateur, lancé plus tard par le ventricule gauche, de façon à venir ensuite obturer l'une des ramifications artérielles du membre inférieur.

Ou bien un caillot formé dans ce même ventricule gauche, avait pu, à un moment donné, suivre la même marche centrifuge. Le foyer apoplectique du poumon ressemblait assez aux embolies capillaires décrites par Wirchow ; la valvule mitrale était altérée ; rigoureusement un caillot avait bien pu se former dans le poumon ou dans le cœur, par stase sanguine, ou par dépôt fibrineux ; et sa migration était mécaniquement possible dans les deux cas. Mais dans ces deux hypothèses, ce caillot eût séjourné dans le cœur, et l'autopsie nous en eût révélé des traces. Or, pas plus dans le cœur que dans les artères du membre inférieur, nous n'avons rencontré de caillot actif, et cependant nous avons poursuivi jusqu'à la pédieuse cette minutieuse recherche. Nulle part, nous n'avons rencontré la fibrine ayant subi ces transformations regressives qui permettent d'assigner un âge au caillot.

Nous sommes donc bien en droit d'affirmer l'absence d'embolie. Et c'est là, selon nous, un fait important, car bon nombre d'observations de prétendues embolies, ressemblent de tous points à celle-ci.

Reste, enfin, à rechercher si nous avions à faire à un caillot autochtone. Les concrétions sanguines, surtout celles qui sont fixes, reconnaissent le plus souvent pour causes, des modifications générales qui prédisposent à la coagulation le liquide sanguin. Suivant M. Benjamin Ball, les changements dans la composition du sang peuvent être les suivants : tantôt il existe une augmentation absolue de la fibrine ; tantôt les proportions physiologiques de cet élément n'ont point été dépassées, ou même sont restées au-dessous du chiffre normal. Mais alors il existe une tendance marquée à la coagulation, la fibrine est dans un état particulier qui la prédispose à se précipiter dans les vaisseaux qu'elle parcourt. C'est cette disposition spéciale aux coagulations vasculaires que Vogel avait qualifiée du nom générique d'inopexie. Cette tendance avait déjà été signalée par Laennec, qui regardait surtout les anémiques et les cachectiques comme prédisposés aux concrétions polypeuses du cœur. — Aujourd'hui son opinión est assez généralement adoptée ; M. Barth admet que les concrétions sanguines se forment par le simple fait d'une cachexie avancée, M. Bouchut est du même avis.

Une autre cause prédisposante, trop peu signalée, met souvent le sujet anémique ou cachectique dans toutes les conditions favorables à la formation du thrombus, c'est la prédominance de la fibrine qui survient du fait d'une phlegmasie intercurrente. — Or, notre malade était depuis longtemps dans un état d'anémie incontestable, nous avons trouvé chez elle des oblitérations vasculaires multiples qui témoignent de cette tendance à la coagulation du sang, et pour l'expliquer, le type des phlegmasies, dans cet énorme épanchement pleurétique.—Cette manière de voir nous explique pourquoi nous avons trouvé en même temps que le sphacèle des extrémités, une oblitération dans un rameau de la mésaraïque, un noyau apoplectique dans le poumon.—Il ne nous reste plus actuellement qu'à déterminer le rôle de la pleurésie pour pouvoir assigner à ces facteurs multiples la part de chacun dans la mort.

Nous sommes loin déjà du temps où Louis proclamait l'innocuité des épanchements pleurétiques. La thèse de M. Lacase Duthier (1851), des faits publiés dans divers recueils, notamment dans la *Gazette hebdomadaire*, enfin la clinique de M. le professeur Trousseau, nous ont surabondamment prouvé la possibilité de la mort, alors même que la respiration ne paraissait pas très-gênée.—Or, chez notre malade, nous n'avions pas moins de quatre litres de liquide, et la dyspnée était des plus intenses.

C'est ce qui semble légitimer à nos yeux la conclusion suivante : — La pleurésie, par l'abondance de l'épanchement et la gêne de la respiration, a été la cause directe de la mort.—Comme phlegmasie chez un sujet anémique, elle a déterminé des coagulations sanguines multiples. C'est donc à elle qu'il faut encore rattacher la gangrène des extrémités. Rien, enfin, dans ce fait ne peut légitimer l'hypothèse d'une embolie.